Dr G. RIQUOIR

LE

« Transport Colloïdal »

DES

MÉDICAMENTS

ISSOUDUN
IMPRIMERIE H. GAIGNAULT
23, rue Victor-Hugo, 23

—

1914

Dᵣ G. RIQUOIR

LE
« Transport Colloïdal »
DES
MÉDICAMENTS

ISSOUDUN
IMPRIMERIE H. GAIGNAULT
23, rue Victor-Hugo, 23

1914

LE
Transport Colloïdal »
DES
MÉDICAMENTS

Le 15 février 1908, j'ai fait, à la Société de Biologie, une communication sur « l'emploi des colloïdes
en thérapeutique » (v. comptes rendus de la Société
de Biologie, n° du 21 février 1908, Masson). Je la rap-
pelle en quelques mots : « Si, à un colloïde artificiel,
on ajoute un corps médicamenteux, la valeur thérapeutique de ce dernier s'en trouve augmentée. »

Van Bemmelen a appelé « adsorption » ce phénomène
d'après lequel les grains ultramicroscopiques des colloïdes ont la propriété de fixer une solution d'un ou
de plusieurs corps, en partie du moins.

D'autre part, il est reconnu qu'un colloïde se pré-
cipite devant un autre colloïde et que les toxines sont
des colloïdes.

Je me suis demandé si, en chargeant, dans de
certaines conditions, un colloïde d'un ou plusieurs
médicaments, je n'obtiendrais pas un composé qui,

se précipitant devant les toxines, donnerait un résultat thérapeutique plus grand.

Pour appuyer cette hypothèse, dont je m'excuse, voici quelques faits : je prends, par exemple, X gouttes de permanganate de calcium à 0,50 $^o/_{oo}$; je les injecte sous la peau dans un cas de pyélo-néphrite ; je n'observe aucun changement. Mais, si je fixe ces X gouttes de permanganate de calcium à 0,50 $^o/_{oo}$ sur un colloïde artificiel, le bleu de méthylène, par exemple, j'obtiens un composé qui, dilué convenablement, fait disparaître le pus des urines et guérir la pyélo-néphrite.

Un autre exemple : dans un cas d'ulcérations syphilitiques de la langue, rebelles à tout traitement, si j'injecte X gouttes de sublimé à 1 $^o/_o$. je n'obtiens aucun résultat. Mais si je fixe ces mêmes gouttes de sublimé sur du bleu de méthylène, j'ai également un composé qui guérit les ulcérations en quelques injections.

J'ai répété les mêmes expériences, avec des formules différentes, dans les maladies les plus diverses : sinusite frontale, otite, amygdalite tuberculeuse, salpingite, etc... La loi d'adsorption ne s'est pas démentie.

J'ai composé alors des formules plus complexes où je fixais, sur un colloïde, plusieurs médicaments ; les résultats furent aussi heureux. Bien entendu, je ne prétends pas avoir offert à mes confrères des formules intangibles : elles peuvent varier au gré de l'expérimentateur, selon le résultat qu'il veut obtenir.

J'ai vérifié la loi d'adsorption en médecine vétérinaire ; contre l'entérite diarrhéique épidémique des veaux, j'ai composé une injection à base de magnésium fixé sur du bleu de méthylène : il suffit, en effet, de traces de magnésium dans un liquide pour empêcher le développement du bactérium coli et du bacille d'EBERTH. La guérison s'obtient en quelques injections d'un centimètre cube et les résultats obtenus depuis six ans donnent 100 °/₀ de succès. Etant donnée cette action semblable qui s'exerce sur le bactérium coli et bacille d'EBERTH, je pense qu'il serait intéressant d'expérimenter ce moyen dans la fièvre typhoïde.

Une autre formule, à base de permanganate de calcium et de salicylate de soude, tous deux fixés sur du bleu de méthylène, a donné également d'excellents résultats dans l'arthrite infectieuse des veaux.

J'ai voulu voir comment se comporterait l'adsorption colloïdale en pathologie végétale. Mes premiers essais ont porté sur des sapins attaqués par un parasite, le BOSTRICHE TYPOGRAPHE, dont les ravages s'exercent en ce moment dans tout l'est de la France. Après deux séries de deux mois de traitement par injections dans le cœur des arbres, les sapins se sont recouronnés et ont donné à nouveau des bourgeons multiples.

Cette loi d'adsorption colloïdale a été l'objet de plusieurs travaux à l'étranger. En mai 1909, GENGOU a présenté une thèse sur l'adsorption colloïdale devant la Faculté libre de Bruxelles. Cette thèse, basée sur plus de 200 expériences, a fait l'objet d'un article de M. MAYER dans la *Presse Médicale* du 30 octobre 1909, intitulé : *Contribution à l'étude de l'adhésion moléculaire et de son intervention dans divers phénomènes biologiques*. Au congrès international de chimie de Londres, le docteur BECCHOLD, membre de l'Institut expérimental de Francfort-sur-le-Mein, a fait, sur le même sujet, une communication intéressante. Cet auteur a prouvé qu'il faut assimiler les ferments figurés aux colloïdes. Les micoorganismes présentent, en effet, comme les grains colloïdaux, un énorme développement en surface ; c'est ce qui explique la facilité avec laquelle les microbes émulsionnés attirent les matières colorantes et les fixent par un véritable phénomène de teinture. D'après le Dr Becchold, toutes les solutions, et en particulier les solutions antiseptiques, suivent la même loi de fixation, d'où la possibilité d'obtenir un meilleur rendement thérapeutique de ces médicaments.

Après les travaux de Gengou, de Becchold, je citerai un travail fort intéressant du Prof. Angelo Pugliese, qui a paru dans « Zeitschrift für Biologie » (Band 54, Heft 2-3, p. 100, 12 mai 1910. Munich) sur les effets obtenus par injection intraveineuse de colloïdes seuls ou de colloïdes mélangés avec des cristalloïdes ; ces effets varient complètement selon que l'injection comprend des colloïdes seulement ou un mélange de colloïdes et cristalloïdes.

A la fin de 1911, parut le célèbre travail de Wassermann sur la guérison du cancer des souris par l'injection d'un mélange éosine-sélénium, mélange dans lequel l'éosine, matière colorante, sert de véhicule au sélénium qu'elle conduit sur la cellule cancéreuse " comme sur des rails ", selon l'expression si heureuse de ce savant.

En 1913, Brüch et Glück relatent leurs essais en chimiothérapie antituberculeuse. Ces auteurs emploient du cyanure d'or et de potassium dont ils renforcent l'action, en l'associant à la tuberculine qui dirige le médicament sur les lésions " comme sur des rails ".

Fedt, inspiré par Spiess (V. *Le Scalpel*, 13 août 1913), se sert de la cantharidine pour conduire le cyanure sur la région d'inflammation.

Broden, au Congo, traite la trypanosomiase humaine par l'emploi du salvarsan et de deux matières colorantes.

Au XXIIIe Congrès des Médecins aliénistes et neurologistes des pays de langue française (août 1913), M. H. Aimé a communiqué plusieurs observations d'épileptiques traités par le bromure et le bleu de méthylène.

Ces différents travaux viennent donc à l'appui de la loi de transport colloïdal des médicaments.

Pourquoi avoir choisi le bleu de méthylène comme colloïde ? Je n'ai pas voulu employer un colloïde naturel, albumine, amidon, gélatine, etc..., parce qu'ils sont difficiles à stériliser ; j'ai préféré m'adresser à un colloïde artificiel, le bleu de méthylène, dont on connaît déjà la valeur thérapeutique.

Dans la plupart des cas, le bleu de méthylène m'a paru le meilleur agent de transport colloïdal ; dans la tuberculose pulmonaire à forme fibreuse, j'ai vu disparaître les bacilles de Koch en six mois, grâce à une injection comprenant du permanganate de calcium, du thiocol, du goménol fixés sur du bleu de méthylène. J'ai essayé de remplacer ce dernier par de la fuchsine, étant donnée l'affinité de cette matière colorante pour le bacille de Koch.

Les effets de cette nouvelle injection ne valurent pas ceux de la précédente, au bleu de méthylène.

M. le Dr Lefèvre, médecin de l'hôpital des tuberculeuses de Villepinte, a fait la même expérience et a constaté également la supériorité du bleu de méthylène.

Je citais, au début, quelques expériences prouvant que l'adjonction du bleu de méthylène à un médicament en augmente la valeur thérapeutique. A ce sujet, M. le Dr Lefèvre m'a cité l'expérience suivante : il injecte 0,02 centigrammes de cacodylate de gaïacol et n'observe aucun effet fâcheux ; mais s'il injecte la même dose de gaïacol d'abord fixée sur du bleu de méthylène, il obtient immédiatement des phénomènes d'intoxication. Le bleu a donc augmenté la valeur du cacodylate de gaïacol.

THÉRAPEUTIQUE

Voici, à l'appui de la loi de transport colloïdal, quelques observations, que j'ai classées par ordre pathologique, pour en faciliter la lecture.

VOIES GÉNITO-URINAIRES

Observation I
Pyélo-néphrite

Mme Q..., âgée de 60 ans, souffrant de douleurs vives à la vessie et irradiées des lombes, est vue par moi le 28 juin 1907, en consultation avec M. le Dr Robineau, chirurgien des hôpitaux ; celui-ci diagnostique de la pyélo-néphrite et, vu le mauvais état du cœur, se refuse à opérer. J'injecte du permanganate de calcium à 0,50 °/₀₀ fixé sur du bleu de méthylène à 1/20.

Le 4 juillet, 2ᵉ injection. Les souffrances sont amoindries. Les urines sont légèrement éclaircies.

Le 12 juillet, 3ᵉ injection. La malade a eu quelques crises très douloureuses. Les urines ont le même aspect.

Le 19 juillet, 4ᵉ injection. Les douleurs sont très supportables. Les urines continuent à s'éclaircir.

Le 27 juillet, 5ᵉ injection. La malade n'a plus de crises ; les mouvements dans le lit n'occasionnent plus de douleurs. Urines plus claires et à odeur plus normale.

Le 4 août, 6ᵉ injection. La malade ne souffre plus. Les urines contiennent à peine du pus.

Le 11 août, 7ᵉ injection. Les douleurs n'ont pas reparu. Urines claires.

La guérison a nécessité douze piqûres, les dernières ayant été rapprochées pour prévenir une rechute possible.

OBSERVATION II

Pyélo-néphrite (RÉSUMÉE)

Mᵐᵉ D..., suivie par M. le Dʳ ARROU, qui pratique des examens d'urine contenant du pus en grande quantité. J'injecte la formule précédente, à raison d'un centimètre cube tous les 4 jours. Au bout de 2 mois de traitement, le pus a disparu des urines ; la malade peut manger de tout et continue le traitement qui a une heureuse influence sur l'état général.

OBSERVATION III

Salpingo-appendicite

Mᵐᵉ A. de N..., 25 ans, souffre d'une salpingite droite avec appendicite. Diagnostic vérifié par M. le Dʳ WALTHER, chirurgien des hôpitaux, en janvier 1908. Une première série d'injections (1 tous les deux jours) amène la cessation des douleurs, la disparition de l'empâtement. Seule, persiste une sensibilité à l'appendice. La série dure jusque fin février, époque à laquelle on ne sent plus rien à la palpation.

Au début d'avril 1908, reprise d'une série de 10 injections (1 par jour). L'état général est excellent.

OBSERVATION IV

Salpingo-appendicite aiguë

(Dʳ P. DUPUY, de Noailles-de-l'Oise. — RÉSUMÉE)

On a fait des injections consécutives (1 centimètre cube par jour) comprenant la même formule : permanganate de calcium, thiocol et goménol fixés sur du bleu de méthylène. En 48 heures, changement complet : atténuation de la douleur, disparition de l'induration du cul-de-sac vaginal et de la région appendiculaire.

Observation V
Salpingite aiguë

Mᵐᵉ R. de N..., 28 ans, est prise brusquement de douleurs dans le bas-ventre, le 15 mars 1908. A l'examen gynécologique, on sent de l'empâtement de tout le cul-de-sac droit avec une voussure très prononcée. La palpation de l'appendice n'est pas douloureuse. Le 21 mars, M. WALTHER diagnostique une poussée d'appendicite, constatant que la trompe est encore engorgée, mais qu'il reste peu de chose. On fait alors une injection de 1 centimètre cube pendant 10 jours consécutifs. Cette première série amène la guérison.

Observation VI
Salpingite chronique

Mᵐᵉ J. P..., 28 ans. Père mort des suites d'un refroidissement. La malade, atteinte de salpingite double, garde le lit depuis 4 mois. Examen le 5 mai 1909, avec le Dʳ Henry VIVIER (de Paris) : elle a eu des règles douloureuses, avec caillots. Pas d'écoulements entre les époques. A la palpation, on sent, de chaque côté de l'utérus, et surtout à droite, un empâtement mamelonné s'étendant sur une largeur de 2 centimètres sur 5 environ de longueur. Les injections sont faites par séries de 20 consécutives (1 centimètre cube) et repos de 15 jours. Amélioration après la 1ʳᵉ série. Au bout de 3 séries, la malade peut reprendre sa vie habituelle.

Observation VII
Salpingo-ovarite double

Mᵐᵉ D..., 25 ans. Aucun antécédent. En 1904, accouchement, à la suite duquel elle a souffert de métrite, avec prolapsus utérin, cystite, pertes, douleurs : on fit alors l'opération d'ALEXANDER et un curettage.

En décembre 1909, l'état maladif est resté le même ; le Dʳ SIREDEY constate une double salpingo-ovarite prédominante en arrière et à gauche, où il existe une masse du volume d'un œuf de pigeon ; empâtement diffus à droite. Dysménorrhée. On fait les injections par séries de 20. Guérison en 3 mois.

AFFECTIONS MICROBIENNES

(Streptocoques, Staphylocoques, Pneumocoques)

OBSERVATION I

Furoncle et lymphangite (Dʳ Cʜ. Lefèvre, de Paris)

D..., 24 ans, atteint de furoncle et de lymphangite de
l'avant-bras gauche. Le malade refusant l'incision au bistouri,
il est pratiqué 3 piqûres : le 31 octobre 1908, le 2 novembre,
le 5 novembre. La lymphangite a disparu le 7 novembre et
le furoncle est guéri. Les piqûres ont été faites avec du
permanganate de calcium fixé sur du bleu de méthylène.

OBSERVATION II

Lymphangite et infection à staphylocoques

(Dʳ Cʜ. Lefèvre, de Paris)

H..., démolisseur, souffre d'une lymphangite qui date du
17 octobre et ne s'améliore pas beaucoup par les pansements
humides et la levure de bière. Le 31 octobre 1908, les 2, 3 et
5 novembre, une piqûre de permanganate de calcium fixé sur
du bleu de méthylène ; guérison apparente. Le 7 novembre,
réapparition de quelques points de suppuration très superfi-
ciels : une piqûre ; guérison définitive. On continue les
piqûres 4 ou 5 jours par prudence.

OBSERVATION III

Furonculose

M. Jacques D..., 38 ans, sans profession.
A. H., rien.
A. P., eczéma humide des jambes, exaspéré par le régime
végétarien. Furonculose à plusieurs reprises. Fatigue générale.

Fin décembre 1910 : un traitement dirigé contre l'arthritisme détermine un peu de fatigue ; puis apparaissent plusieurs gros furoncles. J'ordonne des injections à raison de 1 cent. cube par jour : dès la première, les furoncles s'affaissent et tout rentre dans l'ordre le 5ᵉ jour. Les injections fatiguent le malade.

Le 17 janvier 1911, le malade revient me trouver : depuis 4 ou 5 jours un furoncle est reparu de l'autre côté du cou ; il a essayé, en vain, des applications de teinture d'iode. Je fais, à nouveau, des injections quotidiennes de 3/4 centim. cubes. Le furoncle guérit en 3 injections. Mais les injections fatiguent encore le malade.

Dans ces conditions, pour prévenir une récidive, je conseille de continuer les injections, à raison de 1/2 centimètre cube, tous les 3, 4 ou même 5 jours, selon l'état général. Le malade fait 3 piqûres, sans fatigue, à 3 jours d'intervalle. Guérison maintenue.

SINUSITE AIGUE

Observation I

Mme de B..., en 1906, a été opérée d'une sinusite maxillaire. En octobre 1907, une sinusite frontale est constatée, après radioscopie, par un laryngologiste et son chef de clinique, qui doivent opérer dans quelques jours.

La malade me demande d'essayer les injections dans son cas : je lui fais des injections comprenant du goménol et du silicate de soude fixés sur du bleu de méthylène.

A quelques jours d'intervalle, les laryngologistes ne purent retrouver trace du pus. La malade a suivi le traitement pendant 15 jours, à raison de 3 injections par semaine.

En juin 1908, comme elle souffre un peu de la tête et qu'elle craint une récidive, on recommence une série de 10 injections. Elle va actuellement très bien.

Observation II

Sinusite aiguë

Mlle M... vient d'être opérée d'une sinusite maxillaire. Deux jours après, vives douleurs, œdème très étendu, suppuration abondante, menace d'érysipèle.

Novembre 1908 : injections de goménol et silicate de soude fixés sur bleu de méthylène (1 cent. cube par jour). Guérison en 8 jours.

A noter que l'injection à base de permanganate de calcium faisait beaucoup tousser la malade.

Observation III (Résumée)

Accident de la dent de sagesse, Suppuration

(M. Pinèdre, chirurgien-dentiste, Bordeaux)

Guérison avec des injections comprenant du permanga-

nate de calcium. thiocol, goménol fixés sur bleu de méthylène.

OBSERVATION IV

Fluxion de poitrine

Mme C..., 22 janvier 1912. Début brusque : 39°6. Douleurs
dans tout le thorax. Respiration très gênée. On fait des
injections comprenant du silicate de soude fixé sur du bleu
de méthylène, 1 cent. cube par jour. Dès la première injection, l'état général s'améliore, la température tombe à 38°2.
Le poumon se dégage, respiration plus facile, moins douloureux. Les urines se clarifient et deviennent plus abondantes.

Guérison en 10 jours ; les mucosités se sont résorbées
sans qu'il y ait eu de crachats.

OBSERVATION V

Rechute de grippe (Pneumocoques)

Mme M.... Le 15 décembre 1913, a eu une forte grippe,
puis une rechute avec des oscillations de température (de
37°4 à 37°7). Auscultation : râles fins disséminés dans toute
la poitrine. Examen bactériologique des crachats : nombreux
diplocoques, pneumocoques, pas de bacilles de Koch.

Injections de silicate de soude fixé sur bleu de méthylène,
1 centimètre cube par jour. Après la 2° piqûre, la malade
respire mieux.

Le 2 janvier 1914, elle n'a plus de crachats, ne tousse plus.
Il a été fait 11 injections.

RHUMATISME, GOUTTE, SCIATIQUE

Observation I

Rhumatisme généralisé avec accès de goutte (Résumée)

M. de M. S... a toutes les articulations gonflées ; l'orteil du pied droit est rouge et douloureux. Je fais des injections de salicylate de soude fixé sur du bleu de méthylène, à raison de 1 centimètre cube chaque jour. Dès les premières injections, les articulations dégonflent ; à la troisième, l'orteil n'est plus rouge ni douloureux ; à la sixième, le malade se lève et, à la huitième, il peut sortir.

Observation II

Rhumatisme chronique

(Dr Legros, de Montrichard, Indre-et-Loire)

Les mêmes injections font disparaître en 10 jours un rhumatisme invétéré chez un vieux vigneron, chez lequel toutes les médications avaient échoué.

Observation III

Sciatique

M. de S^t-Ch. . souffre depuis 6 mois d'une sciatique rebelle à toute médication. Je lui conseille des injections à base de salicylate de soude fixé sur du bleu de méthylène, à raison de 10 consécutives, 10 jours de repos et reprise de 10 piqûres, s'il est nécessaire. Après la 1re série, le malade m'écrit qu'il est très amélioré ; après la seconde, il est complètement guéri.

Observation IV

Rhumatisme aigu

M. F..., concierge. En mai 1911, rhumatisme généralisé très douloureux. Guérison en 5 piqûres quotidiennes de 1 centimètre cube.

Observation V

Goutte

M. de B.... Juin 1911, accès de goutte au pied gauche. Guérison en 6 injections consécutives de 1 centimètre cube.

Observation VI

Sciatique

Général F.. , 60 ans. Le 29 mai 1912, a fait une chute de cheval qui a provoqué l'écrasement du sciatique dans la région de l'ischion, à gauche, avec déchirure d'une aponévrose dans les muscles fessiers. A la suite de cet accident. le malade a souffert du sciatique, d'une façon plus ou moins vive. mais sans discontinuer.

Le 5 novembre 1912. Je conseille des injections (salicylate de soude fixé sur bleu de méthylène), 1 centimètre cube pendant 10 jours ; repos 10 jours et reprise. Après la 2e série, les douleurs ont disparu.

Le 31 janvier 1913. Je revois le malade, qui marche sans difficulté. Le sciatique est douloureux au seul point d'émergence. Je conseille de reprendre 1 à 2 séries d'injections.

Observation VII

Goutte

M. de S..., 84 ans.

Au début d'avril 1913, accès de goutte résistant à tout traitement. Le malade a été vu en consultation avec M. le Dr Le Noir, médecin des hôpitaux.

1ᵉʳ juin. Je conseille les injections à raison de 1 centimètre cube par jour pendant 12 jours consécutifs. Dès les premières injections, disparition de la douleur. A la 6ᵉ, le malade peut marcher. Une seconde série d'injections, faites par M. le Dʳ Lenormand (de Martinvast, Manche) amène la guérison complète.

M. d'A... — A. H. Père mort de la pierre. Grand-père mort de la goutte.

A. P. A eu, depuis 20 ans, des accès de goutte fréquents. Il se produit un dernier accès de goutte généralisée (mains, genoux, pieds) avec une vessie grosse et dure, d'où radiographie par M. le Dʳ Zimmern, professeur agrégé, sans résultat.

Le 7 mai 1913, nouvel accès de goutte, vomissements Je conseille une série d'injections. A la 6ᵉ piqûre, le malade marche appuyé sur son domestique. Guérison après la 2ᵉ série.

FIÈVRE TYPHOIDE ET DIARRHÉE INFANTILE

Communication au Congrès des Gouttes de Lait, à Fécamp
(Mai 1912)

Depuis quatre ans, j'expérimente une injection comprenant du chlorure de magnésium fixé sur du bleu de méthylène dans la diarrhée épidémique des veaux (nouveau-nés et adultes). Le résultat ne s'est jamais démenti ; tous les veaux soignés ont guéri avec un nombre d'injections variant de 1 à 6 : ce succès constant ne saurait surprendre, si l'on veut bien se rappeler qu'il suffit d'une trace de magnésium dans un liquide pour empêcher le développement du bactérium coli et du bacille d'EBERTH.

Il était donc permis, après cette expérimentation, d'employer cette injection chez les humains. Voici quelques observations, dont l'une m'est personnelle, et les autres viennent d'un confrère qui s'excuse de ne pouvoir les envoyer détaillées, la chose lui étant tout à fait impossible dans sa clientèle.

OBSERVATION 1 (personnelle)

Fièvre typhoïde à forme ataxique

La fillette F..., âgée de 6 ans, est tombée brusquement malade le *13 mars 1911* ; elle souffrait d'une angine. Puis la température a augmenté. des vomissements sont apparus et la maladie a pris la forme méningitique : le Dr CHAPUT fait une ponction lombaire. mais l'examen du liquide céphalo-rachidien ne donne aucune indication. Le 18 au soir, le médecin de l'enfant la déclare perdue et je suis appelé auprès d'elle, c'est-à-dire le 6ᵉ jour de la maladie, à 10 heures du soir.

Je trouve l'enfant agitée de tremblements, de mouvements convulsifs ; les pupilles sont très dilatées, sans réaction mais sans inégalité, avec un peu de strabisme. On me raconte que l'enfant s'est d'abord plainte de céphalalgie, de crampes, de douleurs violentes dans le dos. Elle a des crises délirantes, avec cris et hallucinations ; elle n'a pas dormi depuis le début de sa maladie. Température : 40°8. La langue est sèche, rôtie et tapissée de mucosités, ainsi que les dents ; on constate du météorisme abdominal, du gargouillement dans la fosse iliaque droite ; le ventre est douloureux à la pression. Diarrhée jaunâtre. Urines rares. pas d'albumine. L'enfant tousse un peu ; pour l'ausculter, je suis obligé de la tourner sur le côté, car le tronc est complètement raidi ; on entend un léger souffle à droite en arrière, avec quelques râles disséminés.

De plus, la petite malade ne peut ni parler ni mouvoir les membres, ni desserrer les mâchoires, encore moins déglutir.

Etant donné que l'examen du liquide céphalo-rachidien fait éliminer l'idée de méningite cérébro-spinale ou tuberculeuse, je porte le diagnostic de fièvre typhoïde à forme ataxique. Comme je n'ai rien sous la main, je remets au lendemain le traitement que je veux instituer, c'est-à-dire des injections de chlorure de magnésium fixé sur du bleu de méthylène.

Le 19 mars, on me téléphone que la petite malade vient d'avoir, à 7 heures du matin, une syncope, à la suite d'une petite hémorrhagie intestinale. Je la vois à 9 heures : la température est à 39°8. J'injecte 1/4 centimètre cube ; à 9 h. 3/4, 38°9. La journée se passe avec une température qui oscille autour de 39°. On a pu alimenter en donnant toutes les demi-heures environ 1 cuillerée à café de bouillon, de grog ou de café ; de plus. on donne 2 lavements nutritifs par jour (lait et œufs). L'enfant a dormi de 2 heures 1/2 à 3 heures 1/2. A 9 heures du soir. elle a uriné assez bien. A minuit, 40°4, oppression persistante. qui cesse vers 2 heures ; à ce moment, l'enfant a uriné et a dormi de 2 heures à 3 heures. La température est restée toute la nuit à 40°4.

Le 20 mars : de 5 h. 40 à 6 heures du matin. crise violente de coliques. A 7 heures, 39°7 ; à 9 heures. injection de 1/4 de c.c. A 9 heures 1/2. 39° ; sommeil calme durant une demi-heure ; puis selle très jaune. abondante. A 2 heures, 38°9. A 3 heures, selle abondante. De 3 heures 1/2 à 4 heures 3/4. sommeil très calme. A 5 heures. 40°. oppression très vive, grande excitation. A 7 heures. seconde injection de 1/4 c.c. A 7 heures 1/2, 39°3. La nuit, la température va de 38°3 à 38°7.

Le 21 mars : à 5 heures 1/2 du matin, changement des linges mouillés par l'urine. A 5 heures 3/4, fortes coliques avec cris. A 9 heures 1/2, 39°2 ; injection de 1/4 c.c. A 11 heures, 38°7. A 2 heures, fortes coliques avec cris. De 2 heures 3/4 à 3 heures 1/2, sommeil. A 7 heures 20 du soir, 39°6 : seconde injection de 1/4 c.c. A 10 heures, 40°. A 1 h. du matin, l'enfant n'ayant pas eu de garde-robe de la journée, on donne un lavement d'eau bouillie : on obtient une selle un peu plus épaisse que les précédentes. A 2 heures, crise de souffrances.

· *Le 22 mars* : à 10 heures, injection de 1/4 c.c. ; après l'injection. sommeil très calme pendant une demi-heure. A midi, 37°9 ; fortes poussées congestives à la face. A 2 heures, 37°1 ; grand accès de rire. suivi de cris déchirants. A 3 heures, 36°8. A 5 heures, 36°9 ; crise nerveuse. A 7 heures, 37°4 : seconde injection de 1/4 c.c., faible. A 8 heures, selle peu abondante, assez liquide, très colorée en noir. A 10 heures, 36°9 ; puis la température se relève et atteint, à 3 heures 1/2, 39°4. Jusqu'à 7 heures du matin, l'enfant est très agitée, se plaint. crie souvent sans interruption. Puis grande transpiration.

Le 23 mars : à 8 heures du matin, sommeil interrompu par des coliques. A 9 heures, injection de 1/2 c.c. A 11 h., 37°6. A 2 heures 1/2, 39°, fortes coliques. respiration difficile. A 9 heures du soir, seconde injection de 1|2 c.c.

Le 24 mars : deux injections de 1/2 c.c. ; quintes de toux dans la journée.

Le 25 mars : deux injections de 1/2 c.c. La fièvre qui était de 40°6 à 9 heures du soir, est, après l'injection, à 39°8. La journée n'a pas été trop agitée ; selle foncée.

Le 26 mars : à 10 heures du matin. crise de souffrances. A 10 heures 3/4, injection de 1/2 c.c. A 11 heures 1/4, sommeil très calme. A 1 heure, très calme. elle regarde fixement dans l'espace, ne paraissant pas voir. La température oscille toute l'après-midi entre 39°6 et 39°5. A 6 heures, seconde injection de 1/2 c.c. A 7 heures, 38°7. A 9 heures, lavement : selle glaireuse, foncée. A minuit, 39°4.

Le 27 mars : deux injections de 1/2 c.c. Journée assez bonne, traversée de petites crises. A 9 heures 1/2 du soir, lavement : selle abondante, épaisse, assez foncée. forte odeur.

Le 28 mars : de 1 heure à 2 heures du matin, toux et gémissements. Deux injections de 1/2 c.c. ; la plus forte température de la journée a été 39°1. A 10 heures, 39°3 ; lavement, petite selle, assez foncée, dégage moins d'odeur.

Le 29 mars : à 4 heures du matin, cris et plaintes. Deux injections de 1/2 c.c. A 9 heures du soir, la température est de 37° ; devant cette baisse de température, je décide de ne plus faire à l'avenir qu'une seule piqûre. A 9 heures 1/2, lavement, selle assez abondante, matières épaisses et foncées. A minuit, 37°6.

Le 30 mars : à 6 heures du matin. 36°9. A 8 heures, 36°6. A 10 heures. 36°1. Dans la journée, l'enfant remue un peu les avant-bras, les mâchoires, mais elle ne peut articuler. A 2 heures, 37°4. A 6 heures, 38°5. La température retombe dans la nuit: à 11 heures, 36°. A minuit, 36°9. Cette journée a été calme et l'enfant n'a reçu aucune piqûre.

Le 31 mars : à 2 heures du matin, 38°5 ; l'enfant est très agitée. pousse de nombreux cris, a de petites quintes de toux. A 5 heures, 38°9 ; vomissements. A 6 heures 1/2, 37° ; à 9 heures, 36°4. A 11 heures 1/2, 36°3 ; jusqu'à 1 heure, agitation, pleurs. A l'auscultation. gros râles : je fais prendre un peu de sirop d'ipéca. qui dégage beaucoup les voies respiratoires. A 4 heures. 37°1. A 6 heures, 37°3. De 7 heures à 8 heures 1/2, sommeil entrecoupé de pleurs et de gémissements : elle ne s'alimente pas. A 9 heures du soir, 36°5 :

lavement, selle assez abondante. Elle n'a pas eu de piqûre dans cette journée.

Le 1ᵉʳ avril : journée semblable à la précédente. La température a été la même, sauf à 6 heures du soir, où elle se relève à 38°2. Injection de 1/2 c.c.

Le 2 avril : à 8 heures du matin, selle abondante, sans odeur. A 5 heures du soir, 38°2 ; l'oreille droite suppure un peu. Pas de piqûre.

Le 3 avril : à midi, 38°5. A 4 heures, 38°9, selle abondante. A 7 heures 1/2 du soir, 37°8. Pas de piqûre. L'enfant a prononcé quelques mots.

Le 4 avril : à 5 heures 1/2 du matin, 37°8. La température augmente dans l'après-midi et atteint, à 2 heures 1/2, 39°1. L'oreille gauche commence à suppurer. A 7 heures 1/2 du soir, piqûre de 1 c.c. A 8 heures 1/2, 38°. Lavement, selle abondante, épaisse, moins d'odeur.

Le 5 avril : la nuit a été un peu agitée ; l'enfant se plaint des oreilles. A 7 heures 1/2, 38°3. Injection de 1/2 c.c. : l'enfant a uriné environ 150 gr. à 9 heures et à 1 heure. Dans la journée, la température oscille entre 38°2 et 38°5.

Le 6 avril : nuit assez bonne. La journée également est calme ; la température n'atteint pas 38°. Pas de piqûre. L'enfant a uriné à 4 reprises différentes.

Le 7 avril : journée calme ; la température reste au-dessous de 38°. Pas de piqûre ; dans la soirée, sommeil avec gémissements.

Le 8 avril : matinée calme ; les urines sont plus abondantes. Mais à midi, 38°3 ; à 6 heures, 38°9. Injection de 1/2 c.c. A 8 heures, 37°5. Elle s'est plainte des jambes toute la journée. Le soir, lavement, pas de selle.

Le 9 avril : l'enfant s'amuse avec ses jouets, paraît être très bien. Pas de piqûre. L'après-midi et la soirée sont moins bonnes, 38°3 à 38°6. Sommeil agité.

Le 10 avril : l'enfant est oppressée durant toute la nuit, s'alimente très peu. Dans la journée, 38°6, 7 ou 8. L'enfant se plaint des oreilles.

Le 11 avril : à 5 heures du soir, selle moyenne, forte odeur, matières verdâtres. A 8 heures, 39°9 : l'enfant a sommeillé une partie de la nuit, abattue, agitée, parfois oppressée.

Le 12 avril : à 9 heures matin. 39°6. Injection de 1/2 c.c. A 10 heures, 38°7 : première selle spontanée, jaunâtre, avec quelques glaires. A 4 heures, 39°7 ; elle est prise de vomissements, se plaint de la tête, reste abattue jusqu'à 6 heures ; elle reste assoupie une partie de la nuit avec des cauchemars, beaucoup d'agitation, d'oppression, de plaintes.

Le 13 avril : à 4 heures du matin, elle a uriné énormément. Journée assez bonne.

Le 14 avril : à 6 heures 1/2, 39°4. A 8 heures, injection de 1/2 c.c. Pendant la nuit, elle sommeille avec des plaintes et de l'oppression.

Le 15 et 16 avril : les journées sont calmes, mais les nuits un peu agitées.

Le 17 avril : pour la première fois, elle réclame à manger ; elle s'intéresse à ses jouets. Je fais donner un quart de jaune d'œuf en plus des grogs, vin, café, bouillon.

Le 18 avril : injection de 1/2 c.c. La température de la nuit est de 39°1 environ. L'enfant rêvasse.

Le 19 et 20 avril : l'enfant a passé ces journées ainsi que les nuits à rêvasser, parfois agitée, oppressée.

Le 21 avril : injection de 1/2 c.c. L'enfant se lève une demi-heure. Nuit entrecoupée, avec rêvasseries.

Le 22 avril : comme la fièvre atteint 39° à 5 heures du matin, je fais une injection de 1/2 c.c. Journée très bonne ; l'enfant se lève et prend un demi-jaune d'œuf avec plaisir.

Le 30 avril : la petite malade s'alimente de plus en plus ; elle a essayé de marcher, soutenue par sa mère.

Le 7 mai : elle sort en voiture pendant une heure.

Le 11 mai : pour la dernière fois, la température du soir atteint 39°. L'enfant est sortie à pied dans la journée. Il existe une petite perforation de la cloison du nez.

OBSERVATIONS DU Dr CHABANET, de Riom (RÉSUMÉES)

Fièvre typhoïde et Diarrhée infantile

J'ai employé l'injection dans 6 cas de *Fièvre typhoïde* et je l'emploie dans un 7°. Je ne l'ai employé chez tous qu'à la période d'état, quand le diagnostic était certain, la fièvre continue et tendant à devenir hyperthermique (de 40° à 40°7 ou 8). Après 4 ou 5 piqûres d'une seule ampoule par jour (1 c.c.), la continuité de la fièvre fléchit, les températures hyperthermiques deviennent rares et les dénivellements de plus en plus forts (1°, 1° 1/2, 2°) rendent la courbe de plus en plus atypique ; la période de déclin arrive plus vite, dure moins et la convalescence est abrégée ; en même temps la diarrhée diminue et si vite que, dans ces 6 cas, après la 5ᵉ ou 6ᵉ piqûre, le malade ne va plus à la selle qu'avec des lavements froids.

J'ai employé encore les mêmes ampoules dans nombre cas d'entérites graves des nourrissons : le succès a toujours été rapide et je n'ai enregistré aucun échec. La diarrhée cesse dès la 2ᵉ ou 3ᵉ piqûre.

CONCLUSIONS

Je citerai simplement la conclusion du Dᵣ CHABANET : « *En somme, l'injection semble agir en supprimant l'entérite, et en rendant le milieu intestinal de moins en moins favorable au développement du bacille typhique.* »

Et je termine en formant le vœu de voir mes confrères expérimenter cette injection et multiplier ainsi les observations à l'appui de l'adsorption colloïdale.

PALUDISME

Observation I

M. X..., valet de chambre, a contracté les fièvres en Algérie, où il a fait son service militaire dans les zouaves. Rentré en France, il a des accès tous les 8 jours ; puis ceux-ci se rapprochent et ont lieu tous les 2 jours, malgré la quinine.

Décembre 1913. Je lui fais des injections comprenant du bichlorhydrate de quinine fixé sur bleu de méthylène. Il ne s'est produit aucun accès pendant les 15 piqûres qui eurent lieu à raison de 3 par semaine, puis 2 et 1.

Observation II

Le Dr Chatenay, médecin des colonies, m'a cité 8 cas de fièvre qu'il a traités avec succès en Guinée. Un de ses confrères, à Konakry, aurait eu les mêmes résultats.

SYPHILIS

OBSERVATION I

M. V..., 54 ans, porteur de trois plaques muqueuses buccales. Guérison en trois injections d'une solution comprenant du sublimé fixé sur du bleu de méthylène.

OBSERVATION II

Syphilis ancienne, affaiblissement général

(D^r CH. LEFÈVRE, de Paris)

M. B..., état général mauvais, dépression nerveuse, syphilis ancienne.

Le 9 novembre : une piqûre avec biiodure Hg fixé sur du bleu.

Le 13 : état général bien meilleur.

Le 18

Le 22 : une piqûre au bibromure Hg fixé sur du bleu, parce qu'il y a un peu de lassitude.

Le 27 : une piqûre au bromure fixé sur du bleu, état meilleur.

Le 2 décembre : même piqûre, guérison.

OBSERVATION III

Ulcérations syphilitiques de la langue

M. R..., 40 ans, syphilis ancienne. Malgré l'huile grise, le calomel, un séjour à Uriage, la langue est le siège de trois ulcérations : l'une, sur le bord droit, près du frein, grande comme un demi pain à cacheter ; la deuxième, linéaire, sur le bord droit et au milieu, longue de 1/2 centimètre, profonde de 1 millimètre environ ; la troisième, circulaire (diamètre 2 millimètres, profondeur 1 millimètre) près de la pointe de la langue. Toutes les trois sont douloureuses.

Le 10 octobre 1908, injection de sublimé à 1 o/o. fixé sur du bleu de méthylène ; on répète l'injection tous les jours ; à la 5ᵉ, les ulcérations sont cicatrisées, le malade peut manger sans douleur.

OBSERVATION IV

M. le Dʳ PEREZ CABRAL, à Placetas (Cuba), m'écrit qu'il a essayé « avec succès le transport colloïdal par le bleu de méthylène une dizaine de syphilitiques déjà traités sans résultat par les autres méthodes ».

TUBERCULOSE PULMONAIRE

OBSERVATION I

M⁻ F..., 26 ans. Disparition des bacilles en six mois d'injections comprenant du permanganate de calcium et du thiocol fixés sur du bleu.

OBSERVATION II

(D' CORNET, de Clermont-Ferrand, P.-de-D.)

Le poumon qui, plus d'un an, resta en bloc hépatisé, avec des points d'infiltration disséminés en avant et un foyer pleurétique à la base gauche, est devenu perméable à l'air dans toute son étendue sans que l'infiltration ait augmenté.

OBSERVATION III

(D' BAUDRAND, de Montceau-les-Mines)

Emilienne B..., 18 ans. Crachats sanguinolents, plus d'appétit ni de forces, pas de fièvre, râles sous-crépitants. Au bout de douze injections, amélioration très sensible de l'état général. A l'auscultation, râles crépitants très fins et quelques frottements pleurétiques.

OBSERVATION IV

Madeleine D..., 14 ans. Tuberculose rapide ; en deux mois, craquements humides des sommets. Guérison en douze piqûres, à raison d'une tous les huit jours, ayant débuté par 1/4 de cc. et augmentant progressivement d'une goutte environ jusqu'à 3/4 cc.

Les observations sur la tuberculose pulmonaire seront publiés ultérieurement.

Mais je puis dire, dès maintenant, qu'il n'y a pas de contre-indication à employer en même temps les ferments opothérapiques, dont j'ai signalé l'emploi dans une note à l'Académie de médecine, le 26 mai 1903, note qui a été soumise. à la Commission de la tuberculose.

LE TRANSPORT COLLOIDAL DES MÉDICAMENTS DANS LES TUBERCULOSES EXTERNES

Communication au Congrès de la Tuberculose, à St-Sébastien
(Septembre 1912)

La *Revue Scientifique* a publié, le 22 juin 1912, un article de M. le Professeur agrégé Rénon, intitulé : L'Avenir de la Phtisiothérapie. Après avoir passé en revue les différents traitements préconisés contre la tuberculose, cet auteur parle des essais tentés en chimiothérapie, et il ajoute : « L'idéal de la chimiothé« rapie serait de pouvoir transporter à l'aide d'un corps « chimique électif, comme un colorant, par exemple, « sur le bacille, une substance dissociant son enve« loppe adipocireuse et neutralisant sa propre subs« tance. M. Riquoir a tenté des expériences dans ce « sens, trois ans avant les célèbres recherches de « Wassermann sur le cancer des souris. M. Riquoir « utilisait le bleu de méthylène comme *transport* « *colloïdal* de médicaments tels que le goménol, le « thiocol, etc... : quoi qu'il en soit, il semble que c'est « du côté de la chimie physique qu'on doive orienter « les recherches dans l'espoir d'arriver à un traite« ment scientifique de la tuberculose. »

Qu'on me permette de citer ici quelques observations qui, sans avoir la prétention de devenir un appui à cette opinion autorisée, peuvent néanmoins prouver la valeur du « transport colloïdal » des médicaments dans les tuberculoses externes.

Je ne parlerai pas de la tuberculose pulmonaire au sujet de laquelle des expériences sont en cours et seront publiées par un de nos confrères s'occupant spécialement de cette question.

L'injection que j'emploie dans les tuberculoses externes comprend du permanganate de calcium, du thiocol et du goménol fixés sur du bleu de méthylène. Les travaux de M. BAUDRAND, sur ses essais d'immunisation de chevaux tuberculisés et traités par du permanganate de calcium m'ont amené à employer ce corps. Quand, chez un tuberculeux, on injecte du bleu de méthylène. on obtient une légère amélioration dans la teneur et la quantité de l'expectoration : si on fixe, sur le bleu, du permanganate de calcium, l'injection ainsi obtenue provoque une amélioration plus accentuée et plus durable.

Au sujet du thiocol et du goménol, je rappellerai simplement les effets eugéniques du premier sur l'organisme et les effets antiseptiques du second.

OBSERVATION I

Tuberculose du testicule

M. C... Ablation d'un testicule tuberculeux par M. LEGUEUX, chirurgien de l'hôpital Tenon. En 1908. récidive dans l'autre testicule. Guérison par des injections comprenant du permanganate de calcium, thiocol et goménol fixés sur du bleu de méthylène. Guérison actuellement maintenue. Malade revu par M. LEGUEUX.

OBSERVATION II

Tuberculose génitale. Fistule

Mme P... Castration cinq ans auparavant par M. ROUTIER, chirurgien de l'hôpital Necker. Récidive quelques mois après. avec persistance des douleurs et fistule. Guérison en six mois par l'injection précédente.

Observation III

Tuberculisation de la plaie, suite d'opération d'appendicite.
Deux fistules.

Mlle R..., opérée par M. Nélaton, chirurgien de l'hôpital Boucicaut. Persistance de deux fistules, avec deux masses tuberculeuses, évaluées à la grosseur d'une banane. Guérison après un an de traitement. Malade revue alors par M. Nélaton et par M. Ombredanne.

Observation IV

Tuberculose ganglionnaire suppurée avec fièvre. Pleurésie.

(Dr Chabanet, de Riom. Puy-de-Dôme)

G. de L.... 15 ans. Après deux mois de traitement, guérison des ganglions et disparition de la fièvre. Puis réapparition de la fièvre et zone de pleurite ; guérison rapide par des injections comprenant du permanganate de calcium et thiocol fixés sur du bleu de méthylène.

Observation V

(Dr Montalescot, à Lurcy-Lévy, Allier)

M B... Abcès froid costal. avec fistule Guérison en dix-huit piqûres.

Observation VI

Tumeur blanche du genou

M. L... En janvier 1908. diagnostic fait à l'hôpital Cochin et à l'hôpital Saint-Antoine. Il commence le 13 avril les injections par séries de 10 consécutives. repos dix jours et reprise, à raison de 1 cc. Au bout de la première série, amélioration. Le 1er juillet, le malade marche sans bâton et peut plier le genou sans douleur.

Observation VII

Rhumatisme tuberculeux

Mlle B... Antécédents tuberculeux. Mouvements impossibles et très douloureux dans l'épaule et le bras droit. Guérison par dix injections consécutives.

Observation VIII

Abcès tuberculeux, suite d'appendicite

(Dr Dupuy, de Noailles, Oise)

Une jeune femme, atteinte d'appendicite, opérée, qui fit, dans l'année qui suivit, des abcès à répétitions dans les régions ovariennes, rétro-colique sigmoïdienne, qui s'ouvraient régulièrement dans l'intestin. C'était un cycle décevant, nullement influencé par le traitement suivant : électrargol, révulsions, toniques, etc... Seules, les injections contre les bacilloses externes, à dater de la dernière, c'est-à-dire la douzième (une tous les six jours), on fait tout rentrer dans l'ordre, et cela dure depuis un an.

Observation IX

Tuberculose de l'épaule

(Dr Dupuy, de Noailles, Oise)

Succès également dans un cas de tuberculose de l'épaule où le calme s'est rétabli pour six mois. Récidive : le traitement est recommencé.

Observation X

Tumeur blanche du genou

(Dr Dénier, de Lurcy-Lévy, Allier)

Au bout de 12 injections, la tumeur a diminué de volume, est devenue moins sensible à la palpation. Le malade lève même le pied de quelques centimètres, chose impossible auparavant. Le traitement continue.

Observation XI

Tuberculose de l'épididyme

M. J..., officier de marine. Fatigue générale. Testicule

douloureux. La tête de l'épididyme est grosse comme un noyau de cerise. Après des injections qui durent de février au début de novembre 1908, l'épididyme est presque normal et n'est plus douloureux. Etat général excellent.

OBSERVATION XII
Tuberculose du métatarse

Mlle D.... 25 ans. En avril 1908, à la suite de l'extraction de deux grosses molaires, gonflement des mâchoires. Puis esquilles, tantôt d'un côté, tantôt de l'autre. Quelques ganglions. Sur le pied, gonflement, rougeur : douleur localisée à un os du métatarse Dès la fin de novembre 1908, on fait des injections par séries de dix consécutives et arrêt de dix jours ; au bout de 3 mois, disparition de la douleur et de la tuméfaction du pied. Les mâchoires restent dans le même état.

OBSERVATION XIII
Tuberculose vertébrale

Sœur Saint-J...., 36 ans. Douleurs dans toute la colonne vertébrale avec irradiations dans les bras et surtout dans les jambes. La malade ne peut pas marcher. A l'examen, on constate une augmentation très sensible de l'épine des vertèbres lombaires avec douleur. On fait des injections à partir de juin 1909. En janvier 1910, elle marche assez facilement. Douleurs complètement disparues.

OBSERVATION XIV
Mal de Pott
(Dr JALLOT, médecin de l'hôpital de Renazé, Mayenne)

En avril 1912, un mal de Pott, qui suppurait depuis dix mois dans mon service d'hôpital, a subi une transformation qui m'a étonné. Suppuration très sensiblement diminuée.

OBSERVATION XV
Tuberculose rénale
(Dr REIDEMERSTER, à Blégny-Trembleur, Belgique)

Juin 1912. J'ai suivi le traitement pour un rein tuberculeux qui va beaucoup mieux ; les douleurs cystiques sont presque disparues et les urines se clarifient.

OBSERVATION XVI

Péritonite tuberculeuse

Georges G..., 7 ans 1/2. Crises d'entérite aiguë avec état fébrile à 5 ans. Ascite avec hydrocèle il y a trois mois.

Le 15 février 1912, consultation à l'hôpital Bretonneau : poumon droit, signes de bronchite localisés au sommet, râles congestifs aux bases droite et gauche. Poids : 22 k. 570. Abdomen douloureux, contracturé, difficile à palper. Diagnostic : péritonite tuberculeuse.

Le 19 février, il vient à la clinique : on commence l'injection contre les tuberculoses externes, 1/4 de cc. deux fois par semaine.

Le 26, plus de fièvre. L'enfant ne souffre plus qu'un peu après les repas ; ventre plus souple.

Le 24 mai : ventre souple, sans aucune douleur. Etat général excellent. Il part à la campagne, d'abord en Auvergne, puis dans l'Yonne. Examiné d'abord par le Dr CHABANET, de Riom (Puy-de-Dôme), puis par le Dr ALTENBACH, de Pont-sur-Yonne (Yonne), l'enfant a été trouvé en parfait état.

OBSERVATION XVII

Lupus

(Dr CHABANET, de Riom, Puy-de-Dôme)

Femme atteinte d'un lupus de la muqueuse naso-pharyngée ayant envahi primitivement la narine gauche et ayant débordé peu à peu dans l'arrière-nez, d'une part, et en dehors de l'aile du nez, d'autre part : celle-ci a été échancrée légèrement. La muqueuse était bourgeonnante et sanieuse, l'aile du nez farcie de nodosités tuberculeuses. C'est en cet état que le diagnostic a été fait, il y a deux ans, par un rhinologiste de Clermont, le Dr BÉAL. Trois radio-cautérisations, faites à six mois d'intervalle, ont amené chaque fois une guérison presque complète. Cette guérison apparente était payée par un mois d'atroces souffrances et chacune a été suivie d'une récidive au bout de deux mois.

Le 13 avril 1912, la malade était en pleine récidive. L'état général était des plus mauvais et les sommets devenaient suspects ; la narine suppurait et les noyaux tuberculeux avaient reparu à l'aile du nez. On commence les injections à raison d'une tous les quatre ou cinq jours ; les deux premières étaient de 1/2 cc., les deux suivantes de 3/4 cc., puis toutes les autres de 1 cc.

Vers le 2 mai (première injection de 1 cc.) l'état général s'est relevé, l'appétit est revenu et la toux a disparu.

Vers le 1ᵉʳ juin, la suppuration a disparu et la muqueuse nasale est presque normale ; le cornet moyen reste très gros, mou et rouge, mais il est devenu lisse ; les nodosités de l'aile du nez se réduisent à deux ou trois, presque épidermiques.

Au 22 juin, le cornet moyen est redevenu presque normal. Pendant le cours de juin, de nouvelles poussées sur la peau de l'aile du nez se sont produites à deux ou trois reprises : elles ont eu l'apparence de boutons d'herpès, guérissant vite. Etat général excellent.

OBSERVATION XVIII

Pleurésie diaphragmatique tuberculeuse

(Dʳ MONTALESCOT, de Lurcy-Lévy, Allier)

Traitée à la fin de 1911, et guérie par douze injections de 1 cc. à cinq jours d'intervalle.

OBSERVATION XIX

Tuberculose ganglionnaire avec fistule

Orpheline des Sœurs du Bon-Secours, âgée de 15 ans. Tuberculose des ganglions cervicaux avec fistules. Trois séries de dix injections consécutives provoquent la cicatrisation de la fistule ; les ganglions diminuent, mais ils persistent.

OBSERVATION XX

Tuberculose péritonéale partielle

(Dʳ COLLET, de Nogent-sur-Vermisson, Loiret)

Le succès du traitement paraît complet. Les règles de la

jeune femme sont revenues sans aucune douleur, ni température. Or, habituellement, elles s'accompagnaient de douleurs vives dans l'abdomen, avec ballonnement, congestion intense de la partie épiploïque enflammée, nausées, syncopes, 40°, rejet de pus par la fistule abdominale.

MODE D'EMPLOI

Les injections se font intramusculaires, dans les muscles fessiers, de préférence ; on peut les faire également sous la peau de l'abdomen près de l'aine. D'une façon générale, on procède par séries de dix ou de vingt injections consécutives, avec repos de dix jours et reprise, à raison de 1 cc. par injection quotidienne. Si le malade est nerveux, il est préférable de débuter par 1/2 cc. et augmenter progressivement jusqu'à 1 cc. Si l'état général est mauvais, s'il y a de la fièvre, il faut injecter tous les cinq ou six jours seulement, en débutant par 1/4 de cc. et en tâtant la susceptibilité du malade. S'il y a, en même temps, de la tuberculose pulmonaire, on emploiera une injection comprenant du permanganate de calcium et du thiocol seulement, tous deux fixés sur du bleu de méthylène ; on débutera également par 1/4 de cc. et on augmentera progressivement d'une division de la seringue de Pravaz, tous les cinq, six, sept ou même huit jours, selon l'état du malade. Il faut être, dans les cas de tuberculose pulmonaire, très prudent, car en rapprochant les injections, on peut obtenir une amélioration brusque de l'état général, mais on observera localement une forte poussée congestive, une véritable flambée. Ce phénomène a été également observé par le D^r Ch. Lefèvre, de Paris, et par le Dr Lefèvre, médecin de l'hôpital de Villepinte.

CANCER

Observation I

Epithélioma du sein

(Dr Bossan, de Nice)

Récidive après deux opérations, ulcération au niveau de la cicatrice ; énorme paquet ganglionnaire remontant jusqu'à l'angle de la mâchoire inférieure. On fait des injections comprenant du sublimé, trypsine, arrhénal fixés sur du bleu de méthylène. Après trois semaines de traitement, ulcération cicatrisée sans pansements, disparition de l'induration, paquet ganglionnaire réduit à deux ganglions mobiles de la grosseur d'une amande.

Observation II

(Dr Henry Vivier, de Paris)

Sarcome de la jambe, après une opération de sarcome de la joue. En même temps, fièvre vespérale, crachats gris et sanglants. Double adénopathie sus-claviculaire. Après quelques piqûres, cessation des douleurs. Au bout de deux mois, la tumeur a diminué des neuf dixièmes de son volume, mais le malade meurt d'accidents pulmonaires.

Observation III

Mme M..., lingère. Epithélioma de l'aile du nez, diagnostiqué par M. Letulle, membre de l'Académie de médecine, et biopsie dans son laboratoire. Guérison par la même injection à raison de trois consécutives de 1 cc. Repos quatre jours et reprise. La guérison se maintient depuis deux ans.

Observation IV

Mlle D... a été opérée en septembre 1908 d'un épithélioma du sein gauche par M. Cunéo, chirurgien des hôpitaux. La biopsie a été faite. Un mois après l'opération, récidive près de la cicatrice.

L'injection citée plus haut fait disparaître la glande en cinq mois. Mais en octobre 1909 apparition d'une nouvelle glande, du volume d'un noyau de prune, au-dessus de la clavicule droite ; les injections font disparaître cette glande en un mois. Au mois de février 1910, nouveau noyau dans la cicatrice à gauche, mais à cinq centimètres plus bas ; de nouveau, les injections font disparaître le noyau. Fin février 1910, la malade part se reposer dans les montagnes. Quelques semaines après, elle revient en parfait état, sans trace de glande dans la cicatrice.

La malade est revue en ce moment par M. Cunéo. En juin 1910, nouvelle glande dans l'angle de la cicatrice et métastase dans l'appareil pleuro-pulmonaire. Etant donnée la virulence du néoplasme, j'ajoute à la formule de l'injection de l'extrait mammaire, obtenu de glandes en pleine lactation, me basant sur ce fait qu'on ne peut réussir de greffe cancéreuse sur des souris qui allaitent. Disparition de la glande ; plus de toux, seul persiste un peu d'essoufflement. La malade va se reposer dans les montagnes ; après une promenade en traineau, grand frisson, 39°6, crachats rouillés. Diagnostic du médecin : pneumonie. Mort le septième jour sans souffrance.

OBSERVATION V

Epithélioma du sein

Mlle L..., 43 ans, directrice d'école. A. H. La mère a été opérée d'une glande du sein par M. Pauchet, d'Amiens ; récidive intestinale et mort trois ans après l'opération.

A. P. Fuxion de poitrine en 1901. Depuis a toujours toussé.

Fin février 1911, s'est aperçue de la présence dans le sein d'une tumeur de la grosseur d'une demi-mandarine, un peu adhérente à la peau.

Pas de ganglions dans l'aisselle, ni au-dessus de la clavicule.

Guérison en trois mois par des séries de trois injections consécutives. Repos quatre jours et reprise.

OBSERVATION VI

Cancer de l'utérus opéré

(Dr L..., à Paris)

« Récidive, ulcération saignante, douloureuse, à odeur, sur la cicatrice même. Après six injections, disparition de l'odeur, des hémorragies et de la douleur ; la plaie de mauvaise nature a repris une coloration normale et paraît semblable à une plaie normalement cicatrisée. »

Le Dr L..., me demande de ne pas publier son nom, mais m'autorise à montrer sa lettre à tout confrère.

OBSERVATION VII

Ulcération de l'estomac

(Dr LEFÈVRE, à Bohain, Aisne)

La radiographie a révélé le foyer douloureux près du pylore. Guérison en un mois par les injections ; le malade a été de nouveau radioscopé.

MODE D'EMPLOI

Contre le cancer, on fait une injection pendant 3 jours consécutifs, repos 4 jours et reprise, en observant les règles de prudence indiquées précédemment, c'est-à-dire en commençant par un demi-centimètre cube et s'arrêtant à la dose qui ne provoque pas de réaction locale.

Je fais habituellement les piqûres profondément dans les muscles de la fesse. Des expérimentateurs les font sous la peau et l'on a vu, dans l'observation XVIII, que le Dr H. VIVIER avait eu, le premier, l'idée de les faire près de la tumeur, sans qu'il en soit résulté d'inconvénient.

CONCLUSIONS

La conclusion la plus nette qui semble se dégager de ces observations, c'est que le traitement provoque la disparition des douleurs, même de celles qui résistent à la morphine.

On peut en dire autant au point de vue des hémorrhagies.

D'autre part, je crois qu'il faut traiter de façon différente les différentes modalités du cancer, car lorsqu'on varie les injections de formule différente, on obtient immédiatement des résultats opposés. L'injection contenant : sublimé, trypsine, arrhénal, réussit surtout dans les cancers de la peau et de l'estomac. La seconde injection contenant en plus de l'extrait mammaire donne de bons résultats dans les cancers du sein et de l'utérus. D'après la lecture des observations, on peut déduire que l'intervention chirurgicale n'est pas un obstacle au traitement, pas plus que les rayons X ou le radium, comme on a pu le voir dans une observation du Dr Henry VIVIER, de Paris, récemment publiée. Peut-on conclure à la guérison définitive de ces cancers ? Non, je préfère les considérer comme étant en état de guérison apparente.

En 1911, j'ai signalé l'intérêt qu'il y a à envoyer des cancéreux, comme des tuberculeux, bénéficier du séjour dans les montagnes, ce dernier ayant une heureuse influence sur l'état général et même sur l'état local.

Mais je crois qu'il faut surveiller les cancéreux au point de vue de l'altitude : comme les tuberculeux, les cancéreux cachectiques, fébriles, doivent rester à des altitudes moyennes ; cette observation s'applique d'autant plus aux cancéreux ayant leur appareil pleuro-pulmonaire menacé ou atteint de métastase.

CHOLÉRA

A la fin de 1912. pendant l'épidémie de choléra qui sévit en Turquie, le Dʳ Evelpidès, médecin de l'hôpital grec de Yedi-Koulé, a bien voulu expérimenter une solution composée par moi et comprenant du chlorure de magnésium fixé sur du bleu de méthylène. Le 16 avril 1913, le Dʳ Evelpidès a fait connaître les résultats, en publiant dans les comptes rendus de l'*Euphorie*, sa « Statistique du Choléra en 1912 » ; la mortalité en est de 24,37 °/₀. inférieure, dit l'auteur, à celle des deux « autres périodes précédentes. non seulement à Cons- « tantinople, mais encore dans les autres contrées. »

En août 1913, je suis allé à Constantinople, où le Dʳ Evelpidès m'a mis au courant de ses observations ; le traitement par transport colloïdal n'a été appliqué qu'à des cas mortels ; sur 33 cas traités, 22 ont guéri. Ces malades ont reçu, en même temps, des injections de sérum artificiel et de caféine.

Désireux d'expérimenter moi-même, j'ai été attaché, le 15 août 1913. grâce à l'extrême obligeance du Dʳ Delamarre, délégué français au Conseil d'hygiène, au lazaret de Monastir-Agzi, où le choléra avait éclaté parmi 500 prisonniers de guerre renvoyés par les Roumains. J'ai employé également le traitement sur des cas mortels exclusivement.

Ici. je demande la permission d'ouvrir une parenthèse : quels sont les cas que l'on peut juger mortels ? J'ai posé cette question à mes confrères de Constantinople. D'après le Dr Delamarre, les cas graves seraient ceux où le pouls est devenu imperceptible.

C'est donc sur ces cas que j'ai expérimenté, en employant le traitement seul, sans aucune autre médication. Sur 12 malades, 4 ont été traités avec la solution bleu de méthylène-chlorure de magnésium, et les 8 autres par une injection bleu de méthylène-chlorure de magnésium-sublimé.

Les 4 premiers, après une amélioration, sont morts. Sur les 8 autres, 1 est mort, ayant reçu la 1re injection 12 heures après le début de l'attaque ; un 2e est mort, après une réaction typhoïde, n'ayant pas eu d'injection pendant 3 jours, où je fus absent du lazaret.

En septembre 1913, parmi un millier de réfugiés venant de Salonique, surviennent 80 cas de choléra, parmi lesquels mon confrère, le Dr Djémil Suleyman, traite 10 cas graves par l'injection bleu de méthylène-chlorure de magnésium-sublimé. Sur ces 10 malades, 3 meurent après une réaction typhoïde.

. Tous ces malades ont reçu 2 fois par jour une injection de 5 centimètres cubes, pendant une moyenne de 5 à 6 jours. L'injection n'a pas été continuée chez ceux qui ont eu une réaction fébrile, avec une température voisine de 38°.

En résumé, sur 33 cas mortels traités par le Dr Evelpidès avec la 1re injection (bleu-magnésium), plus du sérum artificiel et de la caféine, on compte 11 morts.

Sur 4 cas traités par moi avec la même injection, sans aucun adjuvant, 4 morts.

Sur 8 cas traités par moi avec la 2e injection (bleu-magnésium-sublimé), 2 morts.

Sur 10 cas traités par le Dr Djémil Suleyman avec cette même injection, 3 morts.

D'autres observations seront publiées prochainement

et permettront, grâce à leur nombre, d'en tirer des conclusions.

Je cite en passant un cas de cholérine, chez un porteur de vibrions depuis 27 jours, guérie avec deux injections de 5 centimètres cubes de la solution bleu-magnésium : disparition des vibrions.

DYSENTERIE BACILLAIRE

Pendant mon séjour au lazaret, deux hommes furent atteints de dysenterie bacillaire ; tous deux furent traités par l'injection bleu-magnésium, à raison de 3 centimètres cubes matin et soir. Le premier guérit après 2 injections, le second après 3 injections.

Après mon départ, le Dr Djémil Suleyman fit la même injection à 5o malades du lazaret atteints de dysenterie : ces malades ont tous guéri en quelques injections. Plus récemment, le Dr Djémil Suleyman a de nouveau traité 3o cas de dysenterie avec le même succès.

CONCLUSIONS

Je ne tends pas à prouver que le transport colloïdal des médicaments guérisse tous les cas auxquels on l'applique et je n'ai jamais prétendu qu'il doive exclure tous les autres modes de traitement, médicaux ou chirurgicaux. Mais par les observations citées plus haut, on peut voir que cette méthode permet d'obtenir un meilleur rendement thérapeutique, avec des doses bien inférieures à celles qu'on emploie d'habitude, puisque le médicament est porté directement sur la lésion.

Telle est d'ailleurs la conclusion de ma dernière communication au Congrès de Londres (août 1913).

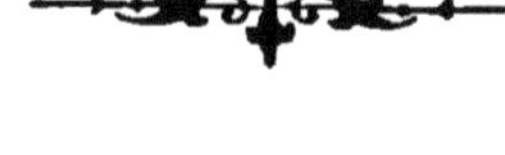